Rafael Diniz Abrantes

A receita da BOA SAÚDE

A medicina que não pode ser encontrada nos livros

"A curiosidade pelas doenças pode formar um sábio,
mas apenas o amor pelos doentes pode formar um médico."
(Fundação Cardiovascular São Francisco de Assis – ServCor)

"Verdade é Jesus." (Jo 14,6)

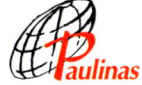

Dados Internacionais de Catalogação na Publicação (CIP)
(Câmara Brasileira do Livro, SP, Brasil)

Abrantes, Rafael Diniz
  A receita da boa saúde : a medicina que não pode ser encontrada nos livros / Rafael Diniz Abrantes. – São Paulo : Paulinas, 2011. – (Coleção o melhor remédio. Série reflexões e orações)

  ISBN 978-85-356-2822-7

  1. Alma 2. Corpo e mente 3. Espiritualidade 4. Médico e paciente 5. Meditações 6. Saúde - Promoção I. Título. II. Série.

11-04873   CDD-613

Índice para catálogo sistemático:
  1. Corpo e alma : Promoção da saúde   613

1ª edição – 2011
2ª reimpressão – 2012

Direção-geral: *Bernadete Boff*
Editora responsável: *Andréia Schweitzer*
Copidesque: *Ana Cecilia Mari*
Coordenação de revisão: *Marina Mendonça*
Revisão: *Ruth Mitzuie Kluska*
Assistente de arte: *Sandra Braga*
Gerente de produção: *Felício Calegaro Neto*
Produção de arte: *Wilson Teodoro Garcia*
Foto de capa: *Manuel Rebelato Miramontes*

Nenhuma parte desta obra pode ser reproduzida ou transmitida por qualquer forma e/ou quaisquer meios (eletrônico ou mecânico, incluindo fotocópia e gravação) ou arquivada em qualquer sistema ou banco de dados sem permissão escrita da Editora. Direitos reservados.

Paulinas
Rua Dona Inácia Uchoa, 62
04110-020 – São Paulo – SP (Brasil)
Tel.: (11) 2125-3500
http://www.paulinas.org.br – editora@paulinas.com.br
Telemarketing e SAC: 0800-7010081

© Pia Sociedade Filhas de São Paulo – São Paulo, 2011

Agradecimentos

A Deus, por me dar a oportunidade
de poder servir aos seus filhos
no momento da enfermidade.
Senhor, que eu proporcione saúde e alívio aos meus pacientes
segundo a finalidade de minha vida.

A Nossa Senhora, que apenas com a graça do silêncio
faz aumentar as palavras de sabedoria em nosso coração.

Aos meus pais, José e Tânia Mara,
ao meu irmão, Gustavo e à sua esposa, Luciana,
pelo esforço e apoio que me deram
ao longo de toda a minha formação.

Ao meu avô, Dr. José Martins Abrantes (*in memoriam*),
exemplo de médico, cuja história de bondade sempre me encantou.

O autor desta obra deixa claro que não há intenção
de criar conflitos religiosos com o leitor.

Sumário

Parte I
Frases e pensamentos

A receita da boa saúde 9
Almas 14
Esperança 16
O impossível acontece... 17
Confiança é.. 18
Saúde 20
Como enxergo a minha doença 21
Paciência 22
CTI – Caridade e Ternura Infinitas 24
Coração humano 25
Saber agradecer: eis a grande lição! 26
Sorrisos, gargalhadas e bom humor... 28
Asas de águia... 29
A força das palavras 30
Pelo *Verbo* tudo se fez 31
A crônica de um louva-a-deus... 32
Sabedoria... 33
Frases célebres 35

Parte II
Orações e reflexões

Amor 39
Medo 40
Antíteses.. 42

Fé 43
Oração para o Médico dos médicos 44
Tempo 46
No deserto com Jesus 47
Anjos 48
Escutando a voz de Deus 51
Simplesmente, Maria 52
Intimidade com Deus 53
Na mesa de cirurgia 54
A cruz de cada dia 55
Oração para as grandes enfermidades 56
O bom pastor 57
A força do rosário 58
Aceitação 59
Perdoar: eis a grande tarefa! 60
À imagem e semelhança de Cristo 63

Parte III
Frases de jaleco

O Médico dos médicos 66
Os jalecos em nossas vidas 67
Os sofrimentos na vida humana 68
Cicatrizes 69
A importância do elo familiar 70
A relação entre médico e paciente 71
Ser especial 72

Parte I

Frases e pensamentos

A receita da boa saúde

Ingredientes e exercícios físicos

Amar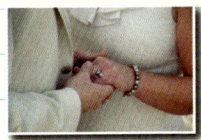
Para rejuvenescer o coração.

Caminhar
Para fortalecer o coração.

Saltar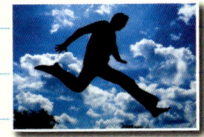
Para alcançar longas distâncias.

Agachar-se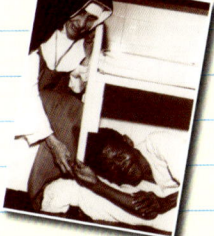
Para fortalecer as pernas.

Alimentar-se
Para garantir energia.

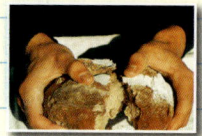

Exercitar as mãos
Para usar quando for preciso.

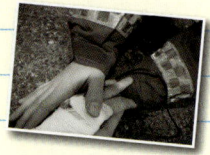

Ser caridoso
Para fortalecer o espírito.

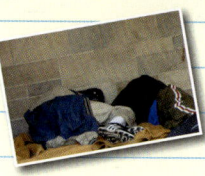

Correr
Para aumentar os anos de vida.

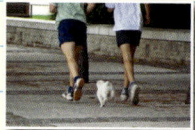

Evitar o cigarro
Para eliminar os radicais livres.

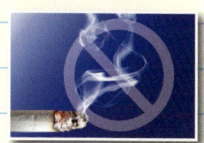

Ter disposição
Para ter mais ânimo no trabalho.

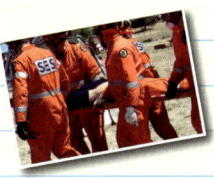

Ser solidário
Para que o outro ganhe forças.

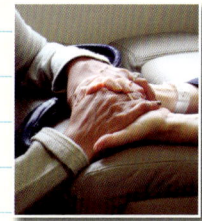

Escrever
Para exercitar os punhos e a memória.

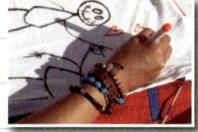

Ser paciente
Pois tudo tem sua hora!

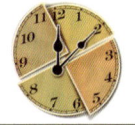

Sorrir sempre
Para que não haja sofrimento.

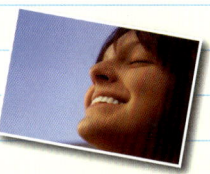

Dançar
Para melhorar o equilíbrio.

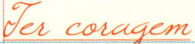

Ter coragem
Para superar as dificuldades.

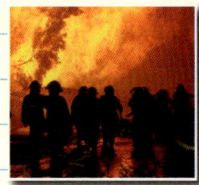

Ter serenidade
Para vencer o estresse.

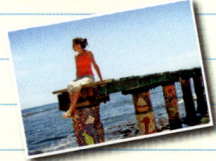

Flexionar os braços
Para ganhar mais forças.

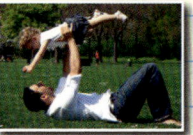

Alongar-se
Para amenizar as dores.

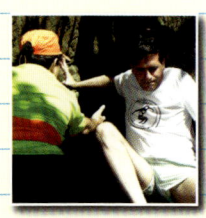

Ser alegre
Para evitar as rugas.

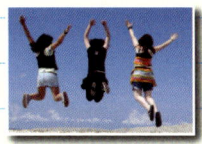

Meditar
Para voar o mais alto que puder...

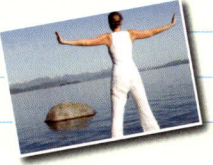

Comer alimentos saudáveis
Para evitar doenças.

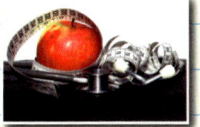

Respeitar as diferenças
Para, enfim, fortalecer a alma...

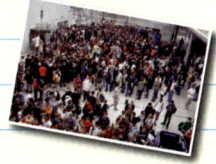

Saiba que, todas as vezes que derramar uma gota de suor por alguém, o organismo sentirá os benefícios dessa ação liberando endorfinas, que darão sensação de bem-estar, o que só se consegue com muita atividade física!

Almas

Prepare a sua alma para as provações e para as vitórias.
Mas lembre-se de que as grandes conquistas
advêm das maiores adversidades.

"Quanto menor for em sua alma a esperança de auxílio,
maior será a ignorância daquilo de que se tem medo" (*Bíblia Sagrada*).

Se tiver que enfrentar um problema de saúde,
não o torne nem muito pequeno nem muito grande.
Assim, saberá que não será fácil,
mas que também não será impossível superá-lo.

De alma e coração

Alma triste, coração contraído.
Alma alegre, coração bem oxigenado.
Alma desanimada, coração bloqueado.
Alma transparente, coração de artérias limpas.
Alma gulosa, coração com artérias entupidas.
Alma confiante, coração compassado.
Alma risonha, coração grande.
Alma desconfiada, coração com extrassístoles.
Alma estressada, coração com taquicardia.
Alma nervosa, coração com arritmia.
Alma sábia, coração em ritmo regular.
Alma pacata, coração tranquilo.
Alma chorosa, coração sentindo pontadas.
Alma queixosa, coração com sopro.
Alma sadia, Deus no coração!

Esperança...

É o sentimento sublime que permite ao ser humano experimentar em vida provas da existência de Deus.

Mas o ser humano, por não se preparar para essas experiências, deixa esse nobre sentimento sucumbir diante do primeiro problema.

Feche os olhos e reze com fé e perseverança para que receba a graça de que necessita, mesmo que tudo pareça perdido.

Tenha esperança sempre!

A chama da esperança não pode apagar-se na primeira brisa que passar.

Aprenda que, mesmo após um forte vento, a brasa remanescente poderá novamente reacender.

Assim deve ser a nossa fé diante da vida: se for como uma brasa, não importa o vendaval, pois, após a sua passagem, a chama renascerá...

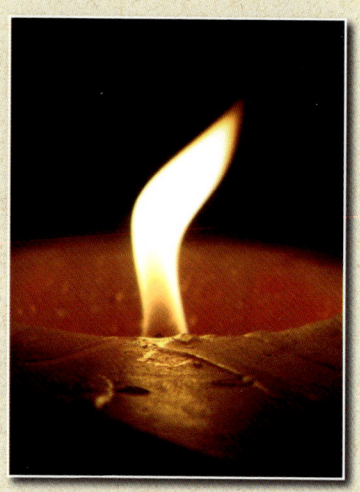

O impossível acontece...

Como vencer uma doença?
Qual a fórmula da saúde?
O que fazer para vencer a ansiedade?
Como acreditar que uma cirurgia dará certo?

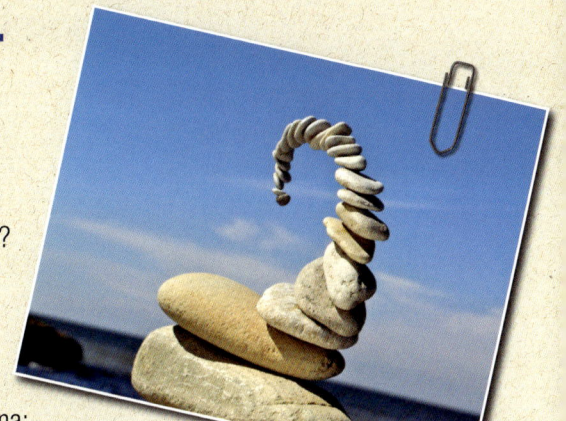

Se você tem fé, faça o seguinte:
1. feche a porta para obter o silêncio;
2. de olhos fechados, imagine o seu problema;
3. coloque a sua angústia nas mãos de Deus;
4. mentalize o desafio e diga: *Eu venci!*;
5. pense como vai agir de agora em diante, passado o temor;
6. lembre-se das pessoas que precisam superar o mesmo obstáculo;
7. reúna forças para dizer palavras de conforto para as pessoas que irão enfrentar o que você já venceu;
8. não fique ansioso com o que vai ser dito, apenas diga;
9. essa experiência, mentalizada várias vezes ao dia, pode contribuir para a superação de qualquer dificuldade.

Para Deus nada é impossível...

Confiança é...

... acreditar no que não se pode ver.

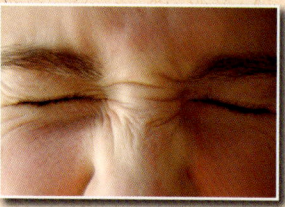

... superar os próprios limites.

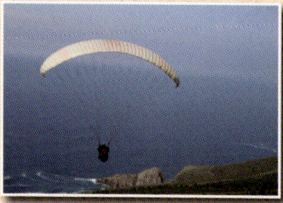

... entender que o impossível realmente não existe.

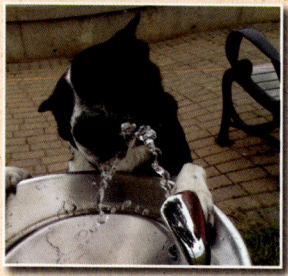

... enfrentar os problemas, por maiores que sejam.

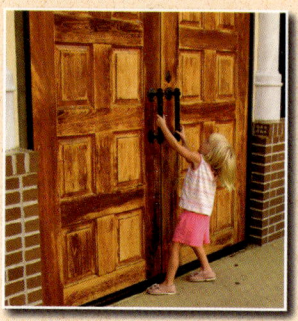

... ter fé, quando o corpo está enfermo.

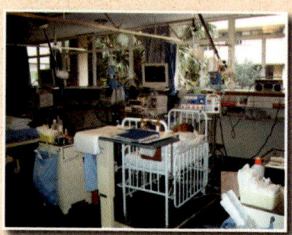

... aceitar que não existe coincidência, e sim providência.

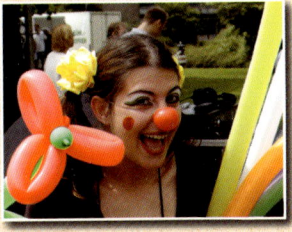

... seguir em frente, sem olhar para trás.

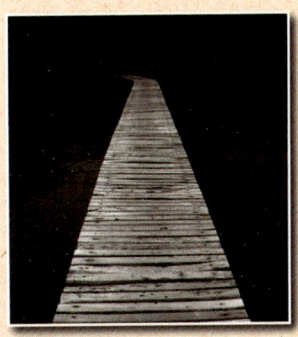

... ter autoestima.

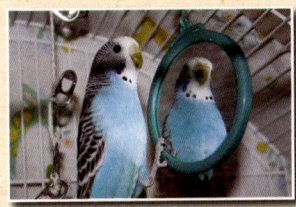

... arriscar-se um pouco mais.

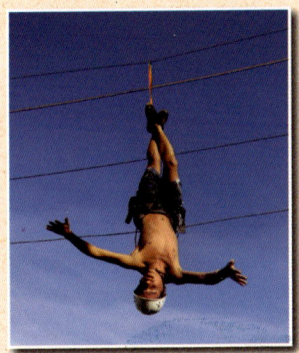

... rezar e crer, pois nem sempre o que não se vê, não se toca e não se escuta significa inexistência.

Saúde

Onde podemos encontrá-la?
Qual será o seu local secreto?
Como tocá-la?
Qual a sua medida?
Qual será a sua plenitude?

O ser humano sempre perseguiu a fórmula secreta da saúde.

Muitos utilizam vitaminas em excesso, garrafadas milagrosas, exercício físico ao extremo.

Porém, tudo que é feito em excesso não é saudável.

A saúde está ao alcance de todos, mas ela é discreta, nunca grita, não quer chamar a atenção, não vive de aparências, dispensa elogios, abomina a grosseria, é extremamente paciente, muito disponível, sabe ser humilde, nunca deseja o mal a alguém, sabe abraçar. O amor é o seu lema e a caridade, o seu guia. Nada pede em seu favor, sempre espera. O bom humor é a sua grande qualidade, desconhece o ódio, não entende o que é a mágoa, sabe ter bom senso. A depressão é seu maior inimigo. Sabe tomar um bom vinho. Sabe evitar os excessos alimentares; entende que precisa controlar o peso. O diálogo sempre esteve a seu lado; a sabedoria é a sua irmã. Sabe que o amor aumenta os anos de vida; ensina que os planos estão ligados à longevidade.

Agora que sabe onde encontrar a sua essência, não perca tempo...

Como enxergo a minha doença

A palavra "doença" pode ser empregada de várias formas. Mas no fim significa um desequilíbrio orgânico, psíquico e espiritual, entrelaçados ou separadamente.

Quando se está doente, a primeira coisa a fazer é enxergar o tamanho exato do problema, nem a mais nem a menos (nunca se deve subestimar o inimigo).

O segundo passo é entender a etiologia, ou seja, se a enfermidade tem como causa algo ligado apenas ao lado orgânico ou se, na verdade, você cultivou por um longo tempo essa semente que agora germinou.

Existe uma dura verdade: há mais doentes em relação ao número de doenças. A maior parte das enfermidades é causada pela própria pessoa (imediatismo, ansiedade, estresse), e a cura está dentro de cada um.

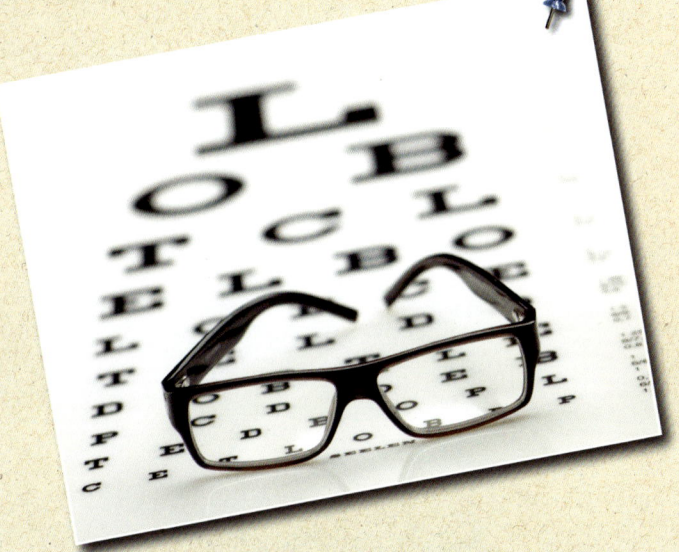

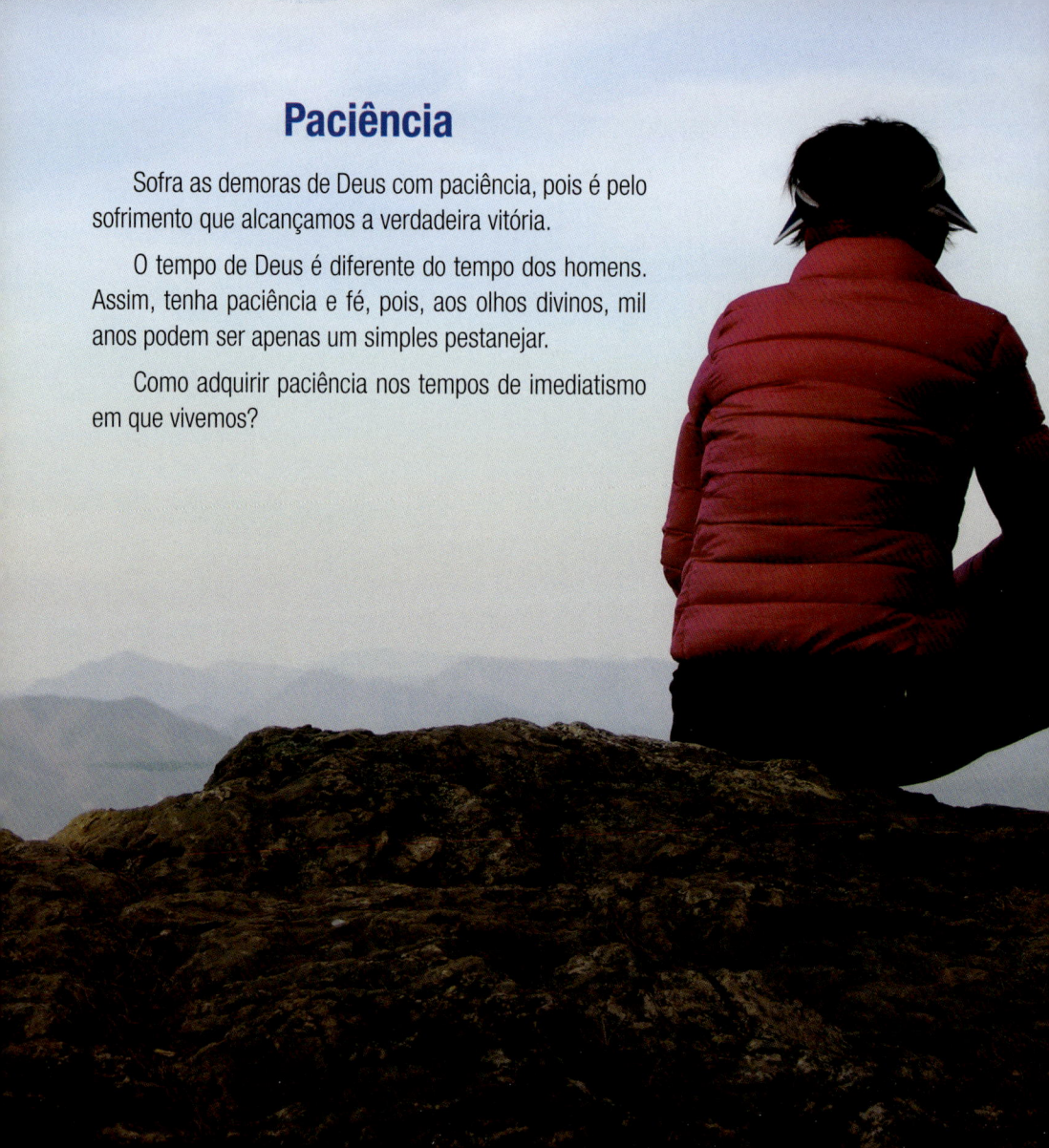

Paciência

Sofra as demoras de Deus com paciência, pois é pelo sofrimento que alcançamos a verdadeira vitória.

O tempo de Deus é diferente do tempo dos homens. Assim, tenha paciência e fé, pois, aos olhos divinos, mil anos podem ser apenas um simples pestanejar.

Como adquirir paciência nos tempos de imediatismo em que vivemos?

Siga os passos abaixo:
1. procure um lugar calmo;
2. feche os olhos;
3. respire fundo e solte o ar lentamente; repita o exercício três vezes;
4. imagine uma montanha por um minuto;
5. transporte-se para lá;
6. veja o pôr do sol e admire-o por cinco minutos;
7. pense em tudo que já viveu por cinco minutos;
8. deixe a brisa levar tudo o que lhe incomoda;
9. imagine-se sem problemas para resolver;
10. conte bem devagar até cinquenta.

Se você conseguir realizar todos os passos, provavelmente já conquistou a sua dádiva (a paciência).

CTI – Caridade e Ternura Infinitas

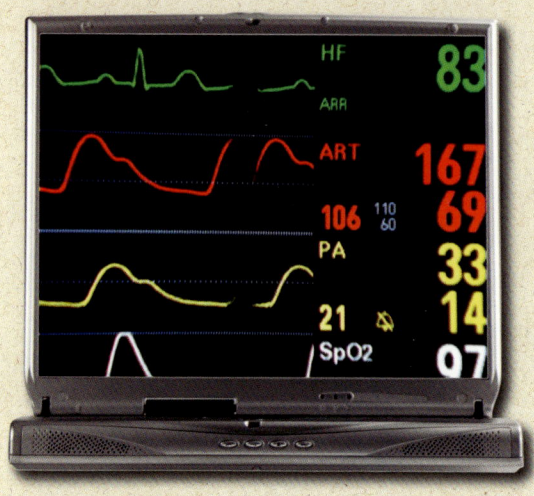

Estar no CTI não significa estar perto da morte, e sim estar próximo de Deus. O tempo de internação servirá para a reflexão e, muitas vezes, para mudar a conduta de toda uma vida.

Alguns minutos vividos em um CTI podem trazer muito mais sabedoria do que a vida até então proporcionou.

Permanecer no CTI é ter a chance de crer que a solidariedade verdadeira existe, pois nesse setor hospitalar pessoas passam a vida servindo o paciente e zelando por sua saúde.

Entender que adoecer faz parte da vida do ser humano é compreender que a recuperação também a ele pertence.

Coração humano

O coração não foi feito para odiar,
isso pode enfraquecê-lo.

O coração não foi feito para sentir raiva,
isso pode afetar as coronárias.

O coração não foi feito para o egoísmo,
isso pode reduzir a distribuição de sangue.

O coração não foi feito para sentir tristeza,
isso pode causar um infarto.

O coração não foi feito para sentir ansiedade,
isso pode causar arritmia.

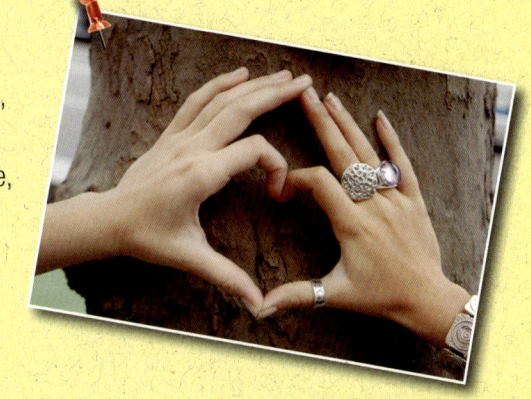

O coração foi feito para guardar alegria,
isso pode limpar as coronárias.

O coração foi feito para sentir felicidade,
isso pode melhorar o batimento.

O coração foi feito para amar,
isso pode melhorar o ritmo.

O coração foi feito para perdoar,
isso pode fortalecê-lo.

**Esqueça os maus pensamentos e cultive os bons ensinamentos.
Assim, estará aumentando os anos de vida do seu coração!**

Saber agradecer:
eis a grande lição!

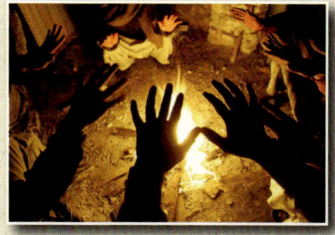

Quando você sentiu frio, foi para compreender que o calor é de dentro para fora.

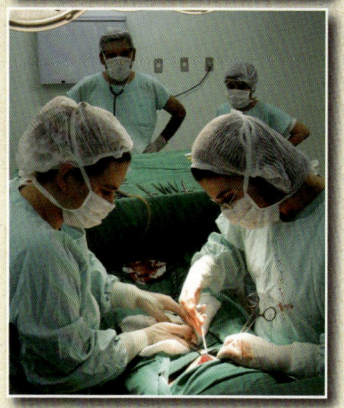

Agradeça a Deus por sua saúde e, se precisar passar por uma cirurgia, fortaleça seu espírito.

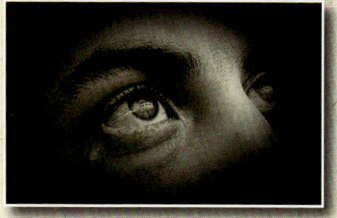

Agradeça as humilhações por que passou, pois a soberba é a maior de todas as vergonhas.

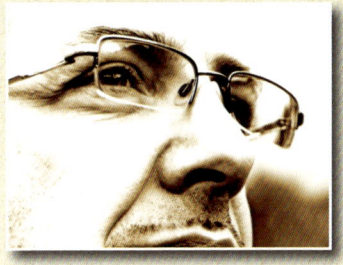

Recomece sempre que for necessário, aceitando as mudanças e reforçando seu alicerce interno.

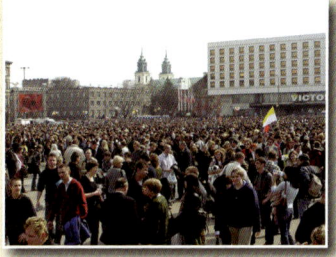

Quando for o último em tudo, então estará pronto a ser o primeiro nos planos de Deus.

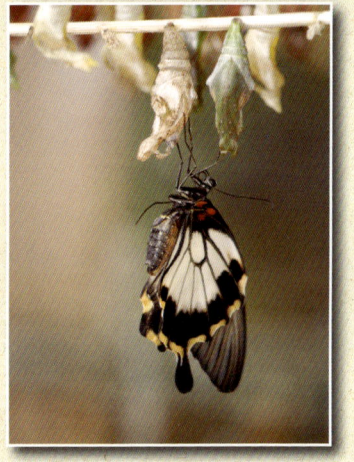

O casulo que lhe envolve (sua própria vida) pode ser resistente, exigindo esforço e força de vontade para ser rompido. Mas entenda que é a luta pela liberdade que lhe dará asas fortes para os futuros obstáculos.

Sorrisos, gargalhadas e bom humor

Sorrir ainda é o melhor remédio que um médico pode receitar.

A energia positiva de um belo sorriso pode lhe dar forças que antes eram desconhecidas.

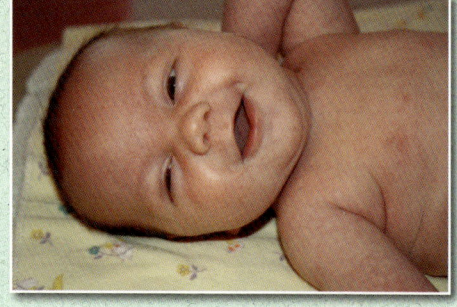

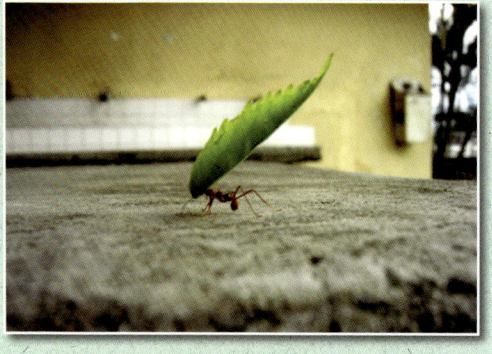

Acorde de bom humor, mesmo que o dia prometa ser cansativo.

O bom humor consegue gerar energia suficiente para contaminar todos que estiverem a seu redor...

Se você for *amar*, deixe-se amar também.

Se for *sorrir*, deixe alguém feliz.

Se for *abraçar*, faça com calor humano.

Se for falar, *escute* primeiro.

Mas se for contagiar a todos com a sua maneira de ser, então contamine com o *amor e o bom humor*!

Você já fez alguém sorrir hoje?

Asas de águia

Todos nós temos momentos de cansaço e vontade de desistir, quando nos achamos diante de uma enfermidade grave e demorada, que consome nossas energias.

Isso acontece quando corpo e alma perdem a harmonia.

Imagine-se, então, como uma ave que atravessa distâncias longas apenas sendo carregada por correntes de vento e chegando a seu destino com pouco esforço.

Feche os olhos e concentre-se: o vento será a sua fé e o seu destino, a superação da doença.

Pense na brisa em que acaba de pegar uma carona, deixe-se levar. Pensamentos levianos, falta de esperança, significam o bater de asas que leva ao cansaço e consumo de energia, o que fortalece a doença. Assim, pense em algo positivo.

A chegada ao destino – *vencer a doença* – depende de você!

Deus criou a natureza para ser observada e seguida. Encare os problemas de uma forma mais suave.

> **Aprenda a voar por cima dos obstáculos da vida e guarde as suas energias!**

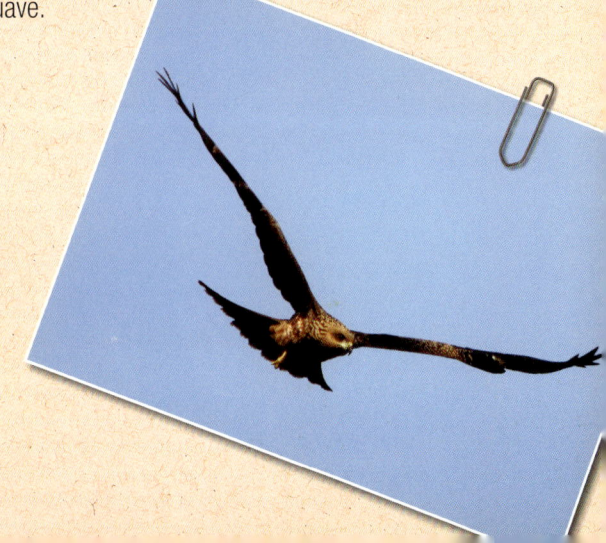

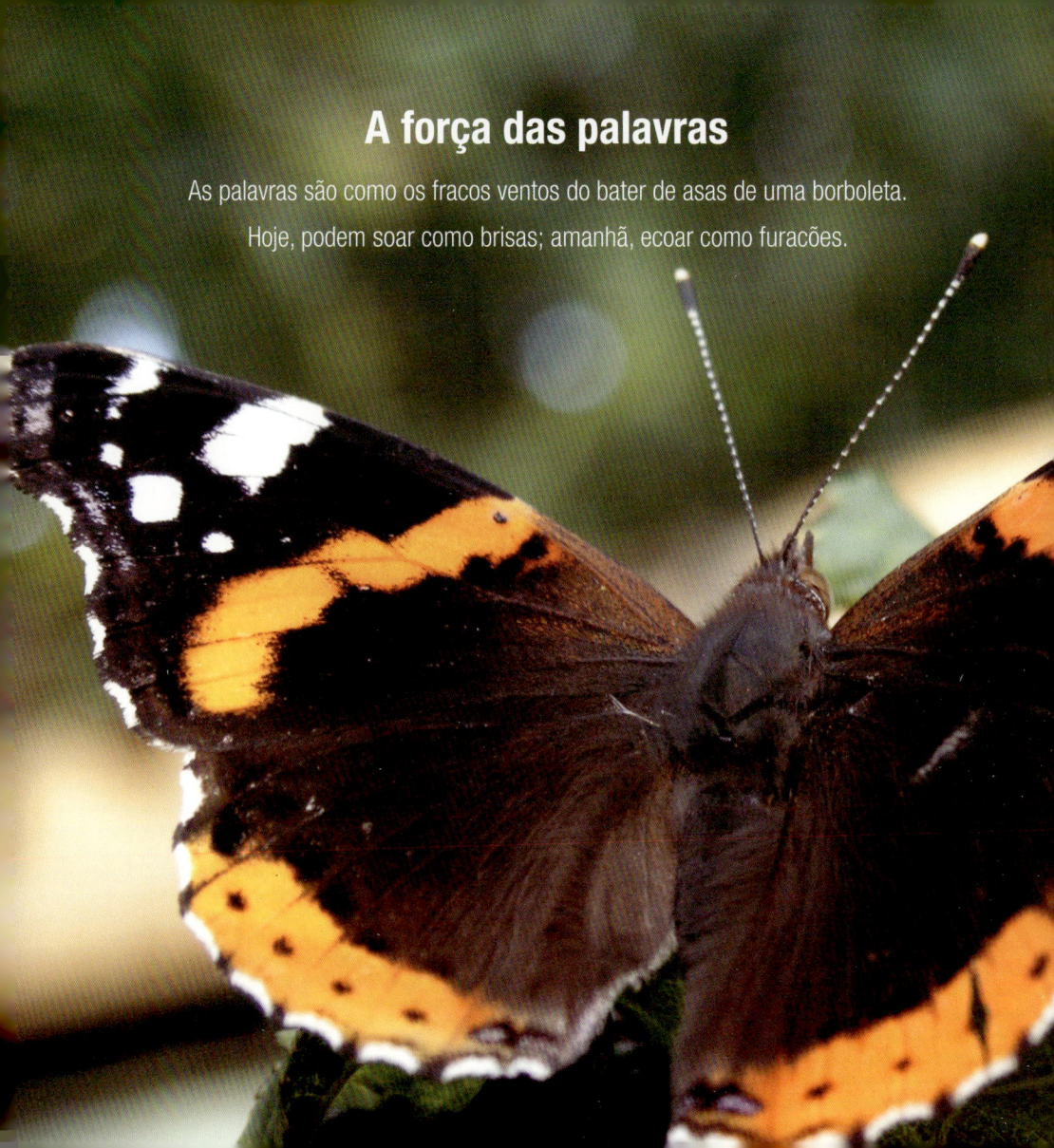

A força das palavras

As palavras são como os fracos ventos do bater de asas de uma borboleta.
Hoje, podem soar como brisas; amanhã, ecoar como furacões.

Pelo *Verbo* tudo se fez

Deus atribuiu cuidadosamente a cada palavra o seu peso e medida. Assim, procure entender a força das palavras, quando vindas do fundo do coração.

Evite pronunciar palavras negativas.

> Procure dizer sempre palavras boas.
> Lembre-se de que o universo conspira a seu favor
> para que consiga aquilo que verbaliza.

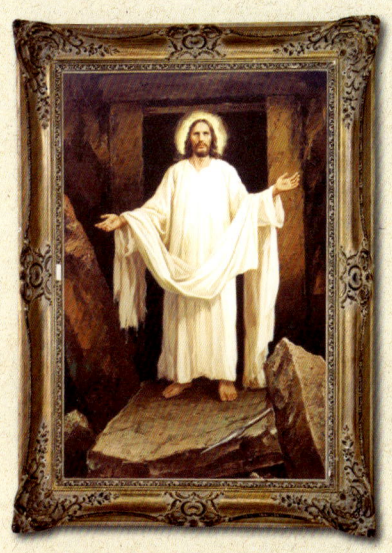

A crônica de um louva-a-deus

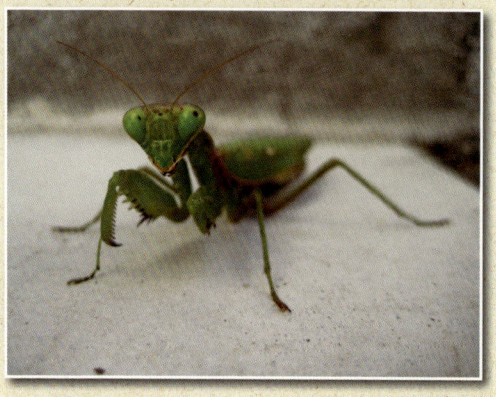

Esse pequeno inseto tem características interessantes para o ser humano que percebe a sabedoria que existe na natureza e a usa em sua vida.

Agora, imagine-se sendo um louva-a-deus:

1. Silencioso.
2. Paciente.
3. Atento.
4. Corpo frágil.
5. Olhos concentrados.
6. Impulsos controlados.
7. Invisível para os inimigos.
8. Cabeça sempre erguida.

> Chuva e sol poderão vir antes
> do objetivo ser alcançado,
> mas a perseverança deve prevalecer.
> Assim deveríamos ser, pois não se sabe
> nem o dia nem a hora
> em que seremos visitados...

Sabedoria

Quodi tibi feri nolueris alteri ne faceris

"Não faças a outrem aquilo que não queres que te seja feito"

A frase acima é uma reflexão que vai além do que se pode imaginar. Ao menos, tente visualizar um mundo sem guerras, sem fome, sem violência, sem mágoas, sem brigas, sem injustiças, sem mentiras...

Bastaria que cada um refletisse sobre essa frase, antes de tomar suas decisões.

Como seria esse novo mundo?

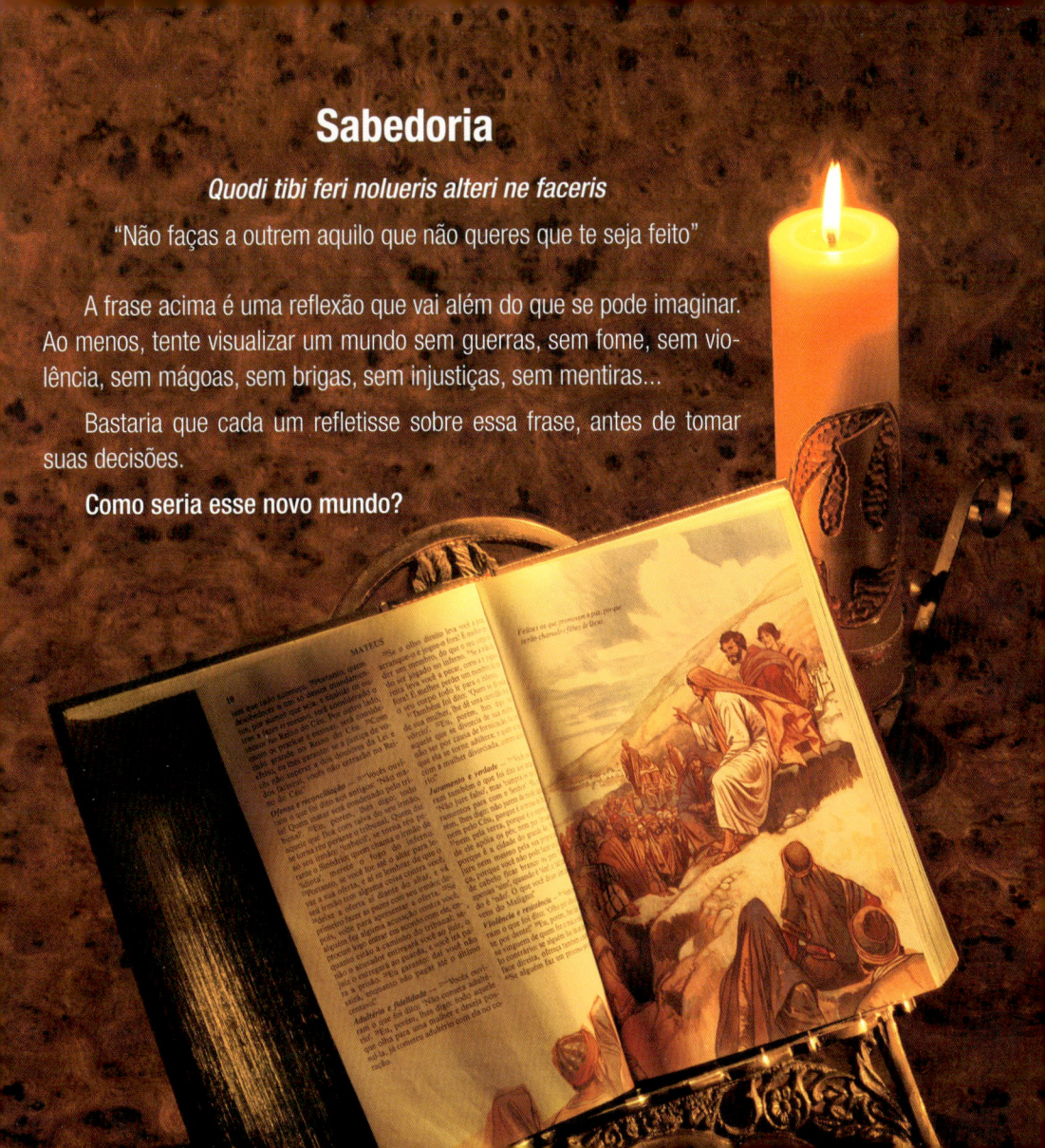

**Sis futurus prosperitas, teneo quis vos operor,
diligo quis vos operor quod puto in quis vos operor.**

"Se você quer ter sucesso, conheça e acredite no que faz."

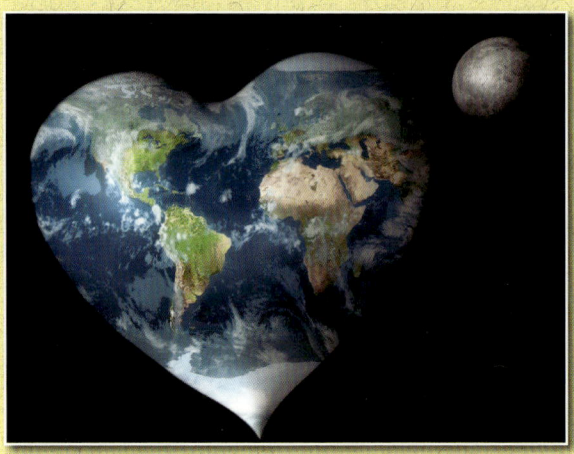

Sublata causa, tollitur effectus.

"Retirada a causa, cessa o efeito."

Estas são frases a serem refletidas durante toda a vida. Sempre que estiver magoado, com o coração entristecido, lembre-se de perdoar quem lhe causou tal desgosto, pois retirada a causa, cessa-se o mal...

Frases célebres

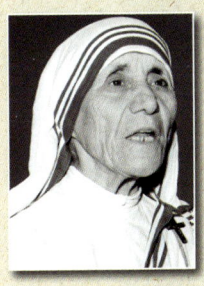

"Não ame pela beleza, pois um dia ela acaba. Não ame por admiração, pois um dia você se decepciona... Ame apenas, pois o tempo nunca pode acabar com um amor sem explicação!"

"Não devemos permitir que alguém saia de nossa presença sem se sentir melhor e mais feliz."

"Quem julga as pessoas não tem tempo para amá-las."

"Nunca compreenderemos o quanto um simples sorriso pode fazer."

Madre Teresa de Calcutá

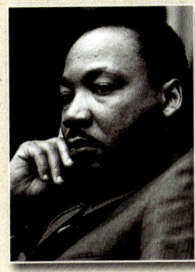

"As medidas de impacto de um homem não ocorrem em situações de conforto, mas em tempos de desafio e controvérsia."

"Quando o oprimido aceita sua opressão, contribui para que o opressor justifique seus atos. Quem aceita o mal, mistura-se a ele."

Martin Luther King

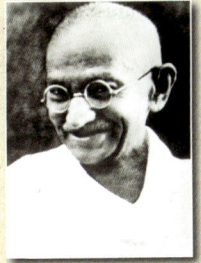

"O paciente é o mais importante... Não estamos fazendo um favor em servi-lo. Ele é que está nos concedendo a oportunidade de servi-lo."

"Você precisa ser a mudança que quiser ver no mundo."

Mahatma Gandhi

Parte II

Orações e reflexões

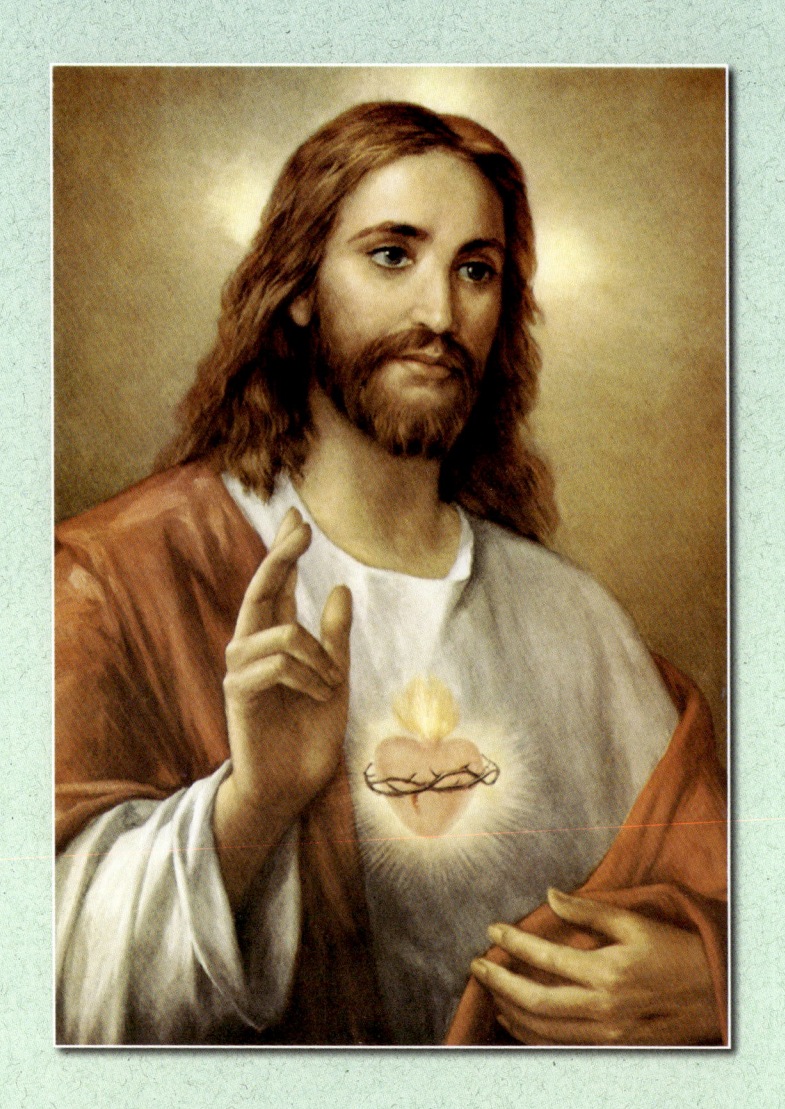

Amor

Quando quiser encontrar a verdadeira forma de amar, comece amando o seu maior inimigo. Faça esse bem ao seu coração!

Quando estiver em um leito de hospital, aproveite para rezar pela saúde de quem está a seu lado, pois, ao se fortalecer, o seu problema pode se enfraquecer...

Comece o dia com um simples gesto de amor: diga *bom-dia* a quem o visitar hoje.

Os três dias do ano sobre os quais devemos refletir:

- **O ontem:** tempo passado, nada se pode fazer!
- **O amanhã:** tudo poderá mudar, não se sabe o que o dia pode engendrar.
- **O hoje:** o grande dia para as realizações, para adquirir mais confiança, rezar mais, aceitar as intempéries da vida, para ouvir e dizer:

Bom-dia, a todos que encontrar.

Amo você, mesmo às pessoas que lhe odeiam.

Desculpe, às pessoas que lhe tiram a razão.

Tudo bem, quando a situação estiver ruim.

Obrigado, ainda que lhe neguem um favor.

Perdão, ao magoar alguém.

Acredito, se for impossível.

Aceito, quando for humilhado.

Amém!, quando estiver enfermo e compreender que a doença é o momento de fortalecimento, pois o aproxima mais de Deus.

Medo

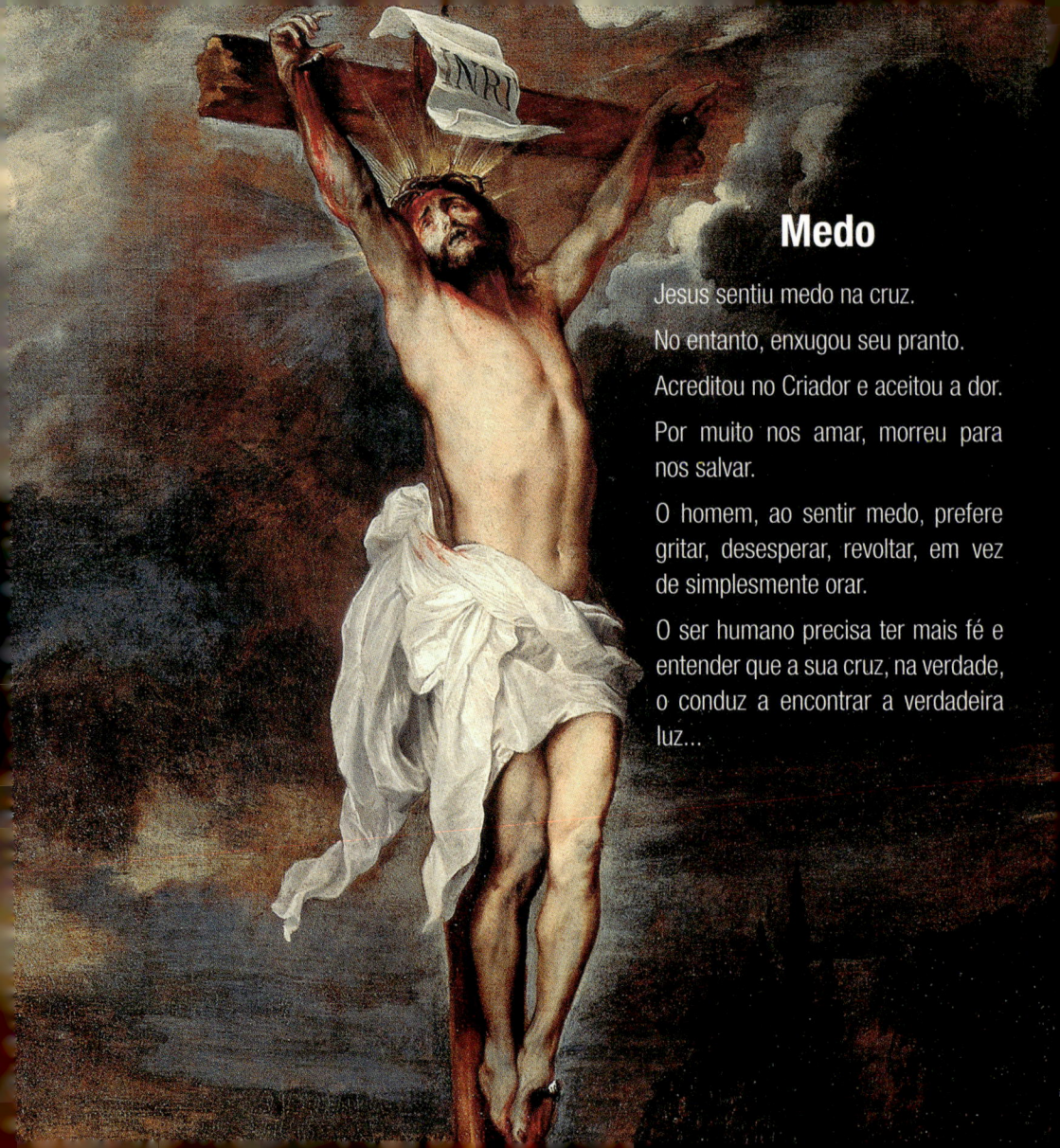

Jesus sentiu medo na cruz.

No entanto, enxugou seu pranto.

Acreditou no Criador e aceitou a dor.

Por muito nos amar, morreu para nos salvar.

O homem, ao sentir medo, prefere gritar, desesperar, revoltar, em vez de simplesmente orar.

O ser humano precisa ter mais fé e entender que a sua cruz, na verdade, o conduz a encontrar a verdadeira luz...

Para não ter *medo* de refletir

O grande medo: não sentir temor algum.

O maior medo: perder a fé.

O medo do coração: o ódio.

O medo da alma: a ausência de Deus.

O medo do corpo: a enfermidade.

O medo da vida: a depressão.

O medo da mente: a sua própria criação.

O medo do paciente: a cirurgia.

O medo do médico: o paciente sem confiança.

Portanto, lembre-se das santas palavras: "reza, confia e espera".

O medo é experimentado por todos, até mesmo pelos mais santos.

Este sentimento nos faz lembrar da insignificância e da frágil condição humana. Mas também reaviva e motiva, quando enfim entendemos que enfrentar e superar os próprios medos é a maior evidência de fé e coragem.

O *medo*, quando se está doente, indica dois caminhos a seguir:

- **O primeiro:** seguido por muitos, por ser o mais fácil, é quando simplesmente bloqueamos a mente e deixamos de refletir sobre os bons pensamentos, as experiências que tivemos com Deus, as vitórias que obtivemos em nossa vida, permitindo que o medo cresça, tome forma e fale através do corpo como taquicardia, tremor das mãos, ansiedade, hipertensão, falta de ar, pânico.

- **O segundo:** quando percebemos que é preciso deixar o espírito refletir, ter calma, serenidade, respiração leve e concentração para finalmente conseguir dizer: "Senhor, eu me abandono em tuas mãos...".

Antíteses

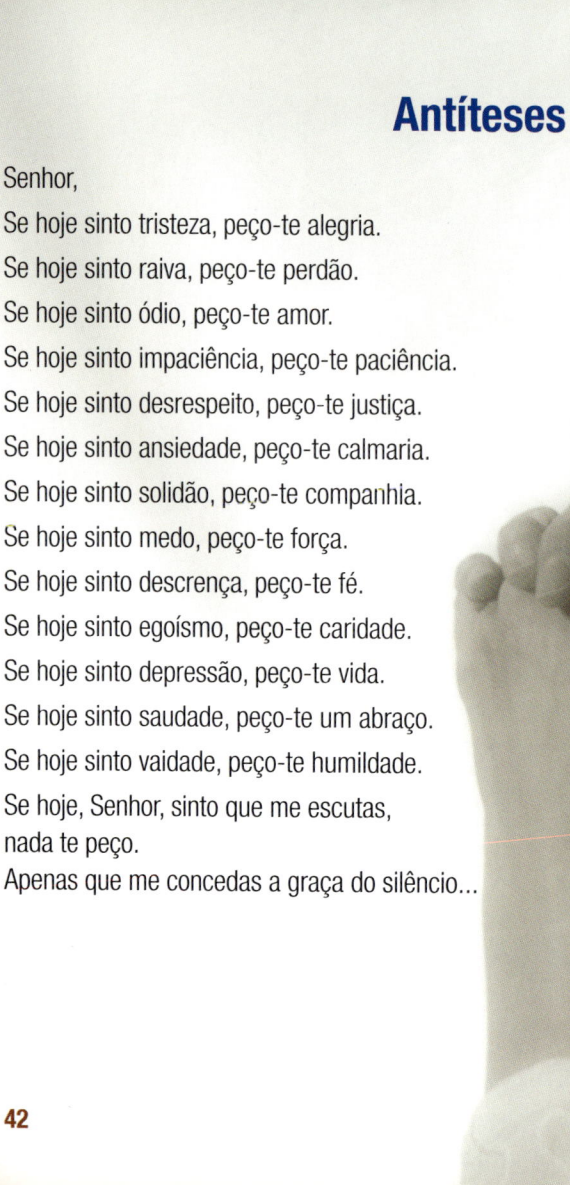

Senhor,
Se hoje sinto tristeza, peço-te alegria.
Se hoje sinto raiva, peço-te perdão.
Se hoje sinto ódio, peço-te amor.
Se hoje sinto impaciência, peço-te paciência.
Se hoje sinto desrespeito, peço-te justiça.
Se hoje sinto ansiedade, peço-te calmaria.
Se hoje sinto solidão, peço-te companhia.
Se hoje sinto medo, peço-te força.
Se hoje sinto descrença, peço-te fé.
Se hoje sinto egoísmo, peço-te caridade.
Se hoje sinto depressão, peço-te vida.
Se hoje sinto saudade, peço-te um abraço.
Se hoje sinto vaidade, peço-te humildade.
Se hoje, Senhor, sinto que me escutas,
nada te peço.
Apenas que me concedas a graça do silêncio...

Fé

A fé pode remover uma montanha, mas não conseguimos mover uma palha, se duvidarmos disso.

O que é necessário para simplesmente crer?

Você deve entender que a fé é adquirida com o tempo.

O seu fortalecimento não está nas vitórias, e sim nas derrotas.

O seu alicerce não se faz nos tempos ensolarados e de brisas refrescantes, mas em tempos nublados e chuvosos.

A fé não possui medida. Ela ultrapassa a compreensão humana.

Se Deus a implantou em cada ser humano, por que ainda não sabemos como encontrá-la?

Por que é tão difícil acreditar e muitas vezes impossível esperar?

Por que enxergamos o certo como incerto?

Por que as dúvidas, quando a palavra fé revela tantas certezas?

Precisamos resolver nossas próprias incertezas para então poder alcançar a graça de que necessitamos.

Reflita sobre isso...

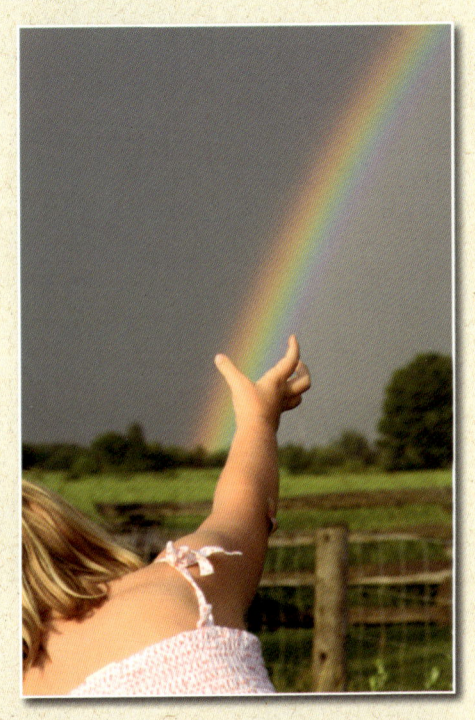

Oração para o Médico dos médicos

Senhor, fazei das mãos do médico as vossas.

Que ele tenha a destreza e a suavidade dos grandes mestres.

Concedei-lhe o discernimento dos anciãos nos momentos difíceis.

Abençoai a sua arte; pois dela necessito.

Aumentai a minha fé naquele que o Senhor mesmo escolheu
para zelar por minha saúde.

Iluminai o médico escolhido por vós para esta honrosa arte,
para, enfim, ser digno de sucesso e glória
em seu ofício de médico de corpo e de alma.

Um grande ensinamento aos que possuem uma alma caridosa:

Medicus quandoque sanat, saepe limit semper solatium est –

"Curar algumas vezes, aliviar outras e consolar sempre".

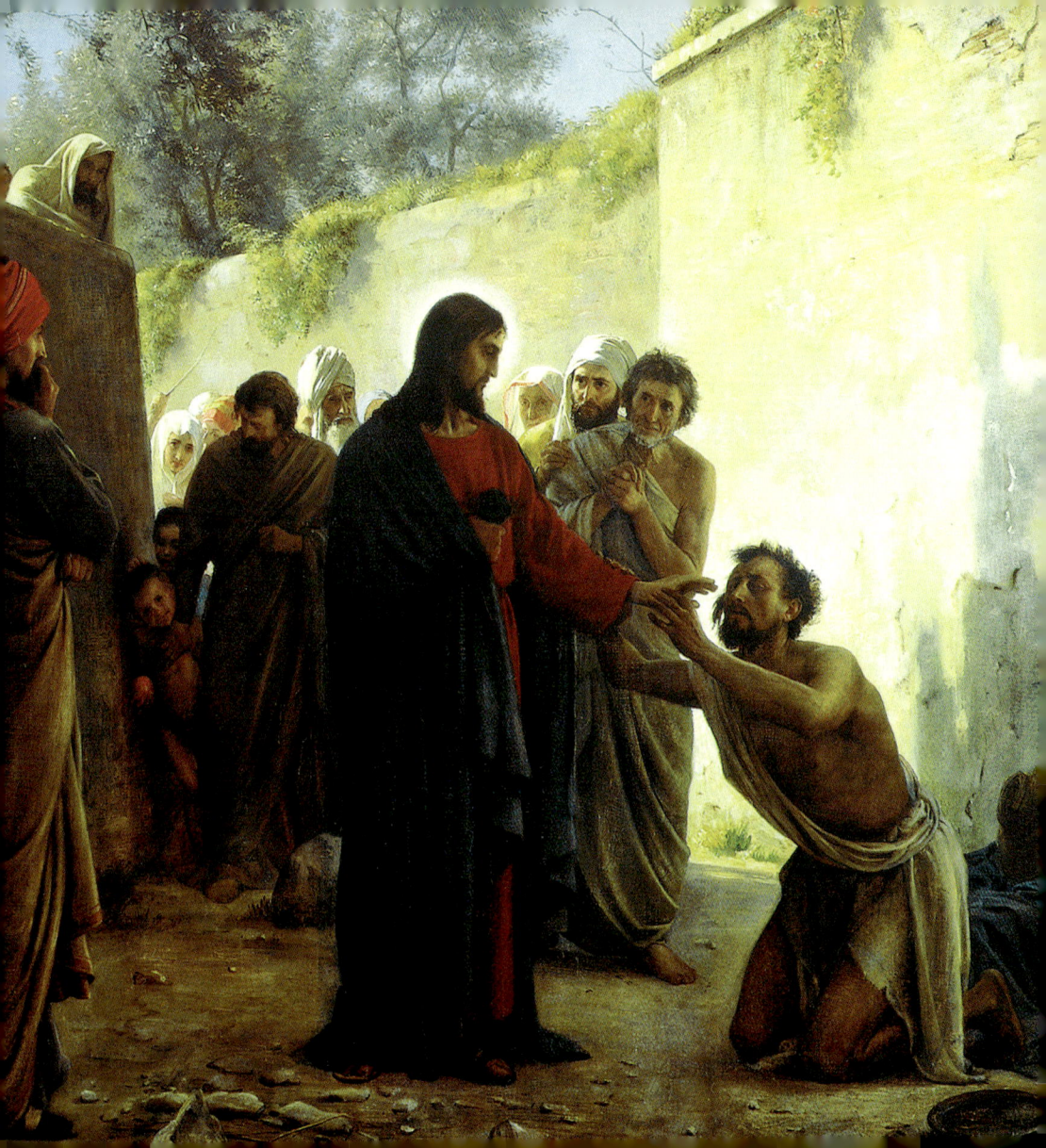

Tempo

Todos nós temos um tempo determinado por Deus para cumprirmos a nossa missão na terra.

Mas algumas vezes nos julgamos capazes de determinar o nosso próprio tempo.

Às vezes, queremos diminuí-lo, por achar tempo demais para sofrer, e outras vezes achamos que a vida é curta demais, o que impede de servirmos um pouco mais.

Jesus teve apenas 33 anos para salvar um mundo inteiro, e nós, muitas vezes, não conseguimos ajudar nem quem está ao nosso lado.

Lembre-se de que o tempo está passando...

Não perca tempo com futilidades e pequenas coisas, porém aprenda a ter tempo para dialogar com Deus, pois ele lhe dá vinte e quatro horas por dia... E você retribui isso com quanto tempo?

Aproveite o tempo para fazer o bem, mesmo na doença, pois esta pode ser a sua missão: *transmitir o poder da força interior.*

> **Arranje tempo para ouvir o que as pessoas têm a lhe falar.**

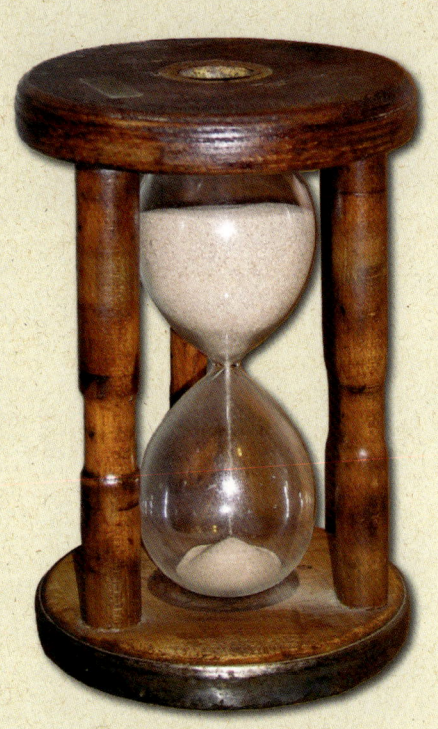

No deserto com Jesus

Imagine e reflita...

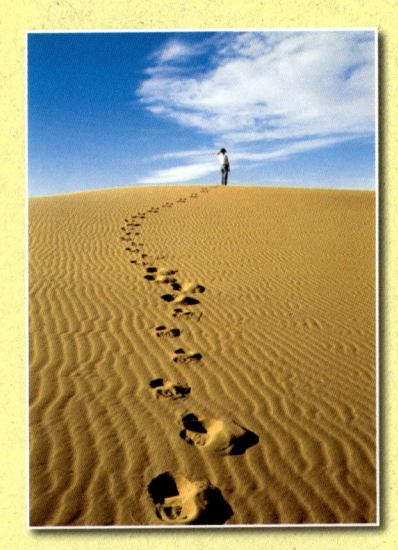

Sempre que estiver "doente", lembre-se de que você nunca estará sozinho; perceba os sinais a seu redor.

Um dia eu caminhava em um árduo deserto. Estava com sede e fome.
Assim, roguei a Deus que me desse de comer e de beber. Estava cansado da longa caminhada que enfrentava. Não fui atendido...
Então esbravejei, gritei, questionei como um pai poderia abandonar o próprio filho nessa situação. Ao olhar para trás, percebi que as pegadas deixadas na areia eram de apenas uma pessoa, e logo me dei conta de que estava só.
Quando já não tinha esperanças, escutei uma voz vinda do céu, que dizia:
— Meu filho amado, em nenhum momento de sua caminhada você esteve sozinho. Ao me questionar, permaneci em silêncio para ver se a sua fé era suficientemente forte para suportar a falta de meu consolo. Quando teve fome e sede, queria que compreendesse que nem só de pão vive o homem. A carne pode desfalecer, mas o espírito necessita ser renovado.
E foi então que pude perceber que as *pegadas* deixadas nas areias do deserto não eram minhas, mas, sim, de *Deus*, pois na verdade estive em seus braços por toda a caminhada...

Anjos

Arcanjos são os príncipes dos anjos.

A Sagrada Escritura nos revela o nome de três arcanjos:

- São Rafael é o padroeiro de jovens, cegos, enfermos, médicos, farmacêuticos, enfermeiros e viajantes.

  Intercede em casos de problemas de vista, encontros felizes, insanidade, amor, pesadelos.

  São Rafael significa "Deus cura", "medicina de Deus".

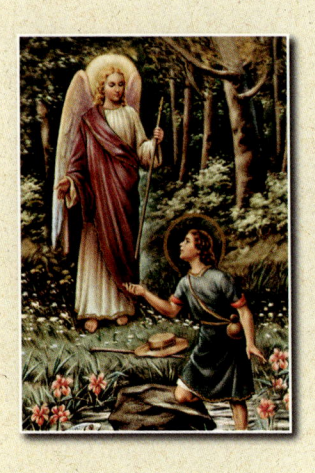

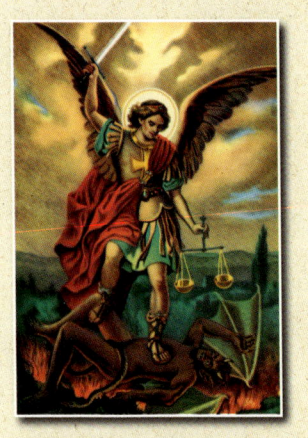

- São Miguel representa a força de Deus para derrotar o demônio, que é simbolizada pela lança, com a humildade como escudo e a Palavra de Deus como espada.

  Sempre que seu corpo estiver enfermo, lembre-se de como São Miguel, confiante em sua vitória, se lançou sobre o inimigo e o venceu.

  Devemos ter essa mesma confiança, quando nos depararmos com a doença. Somente assim poderemos superar os nossos problemas de saúde, seja qual for.

- São Gabriel é o mensageiro do Espírito Santo.

 Significa "Deus é forte", "fortaleza de Deus".

 É o encarregado de anunciar a Boa-Nova.

 Anunciou a Zacarias que sua esposa Isabel lhe daria um filho e foi enviado a Maria para transmitir-lhe a mensagem do Senhor de que fora a escolhida para ser a mãe de Jesus, o Filho de Deus. Também fez José compreender que aquele era fruto do Espírito Santo.

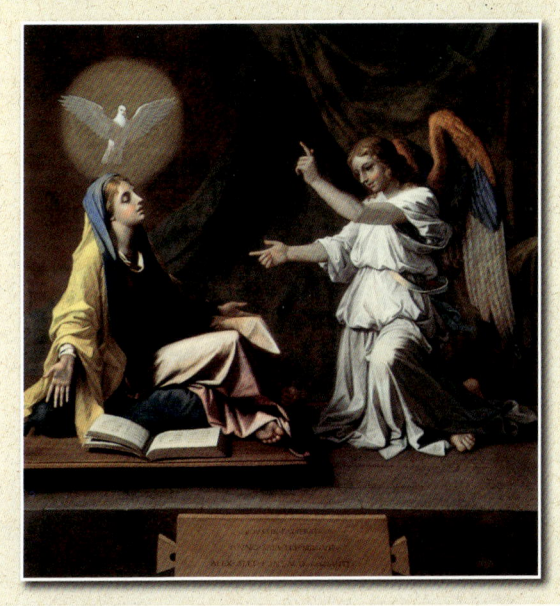

Anjos são todos aqueles que de alguma forma nos ajudaram nos momentos derradeiros. Mesmo os que falharam na tentativa de nos proporcionar o bem...

Procure ser um anjo mensageiro.

Pronuncie apenas boas-novas.

Diga apenas o bem.

Nunca deixe para depois as boas palavras.

Se estiver enfermo, por pior que seja a sua doença, este é o melhor momento para confortar um outro doente.

Receba as notícias em silêncio e permaneça assim. Deixe que Deus fale alto em seu coração.

E reze:

Ficai conosco, ó Arcanjo Rafael, chamado "medicina de Deus"!

Afastai para longe de nós as doenças do corpo, da alma e do espírito, e trazei-nos saúde e toda a plenitude de vida prometida por nosso Senhor Jesus Cristo. Amém.

Glorioso Arcanjo Rafael, que dignastes tomar a aparência de um simples viajante para vos fazer protetor do jovem Tobias, ensinai-nos a viver sobrenaturalmente, elevando sem cessar nossas almas acima das coisas terrenas.

Vinde em nosso socorro no momento das tentações e ajudai-nos a afastar de nossa alma e de nosso trabalho todas as influências do inferno.

Ensinai-nos a viver neste espírito de fé, que sabe reconhecer a misericórdia divina em todas as provações e a utiliza para a salvação de nossa alma.

Obtende-nos a graça de uma inteira conformidade com a vontade divina: quer ela nos conceda a cura dos nossos males, quer recuse o que lhe pedimos.

São Rafael, guia, protetor e companheiro de Tobias, dirigi-nos no caminho da salvação, preservai-nos de todo perigo e conduzi-nos ao céu. Assim seja.

Escutando a voz de Deus

Quando quiser escutar a voz de Deus, entra em teu quarto e tranca a tua porta. Reflete teu dia, pede perdão por tuas faltas e por tua condição humana.

Está com o espírito disposto e o coração aberto e o consolo de Deus te fará exultar de alegria.

Aprende a conversar com Deus, faz a tua oração e, então, tornar-te-á íntimo do Pai.

Coloca nas mãos de Deus as tuas vontades e deixa que ele te conduza.

Tudo o que pedir, lembra que será concedido, porém a forma como sucederá não cabe ao conhecimento humano.

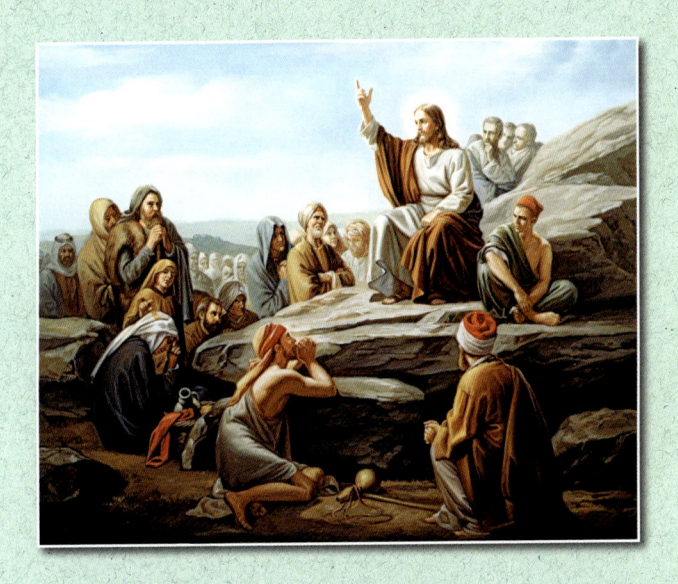

Simplesmente, Maria

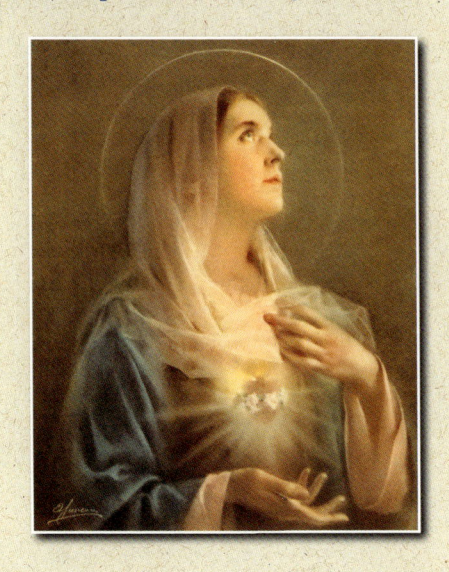

Mãe,

Peço humildemente que, através de ti, minha oração chegue até Deus.

Sei que sou pecador e neste momento de fraqueza, em um leito de hospital, sinto que minha natureza não é maior que um suspiro.

Assim, peço-te que me envolvas com teu manto divino e como um escudo me protejas da doença que tenta diminuir a minha fé.

Peço aos anjos da saúde, enviados por ti, que me envolvam em suas asas impenetráveis contra o mal que me rodeia.

Obrigado, mãe querida, por me atender neste momento de fragilidade humana. Amém.

Intimidade com Deus

Deus se deixa encontrar por todos que o procuram. São os nossos pecados que nos afastam do Criador.

Por que quase todas as vezes que procuramos por Deus estamos com algum problema? Em boa parte das vezes o buscamos para pedir algo em benefício próprio.

Quantas vezes procuramos por Deus para dar algo em troca, caso o milagre aconteça?

É preciso saber que ele vela por nós vinte e quatro horas por dia, não descansa, nunca dorme. Deus é compreensivo, amoroso, fiel em tudo o que faz. Infelizmente não conseguimos parar por alguns minutos para fechar os olhos e refletir um pouco, meditar e falar com o nosso Criador.

Aprenda a falar com o coração, sem alardes, sem relatar experiências próprias (elas são particulares). Apenas deixe o coração falar através do seu pulsar.

Esqueça o mundo, os problemas, o dia vivido. Pense e tente entender não o porquê, mas o para que de todos os acontecimentos vivenciados por você.

> Os sinais estão a sua volta, aprenda a enxergá-los.

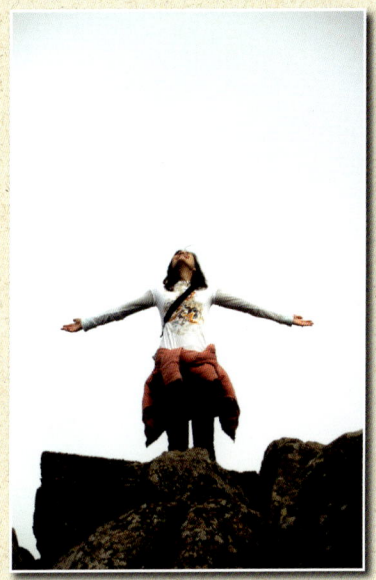

Na mesa de cirurgia

Senhor,

Abençoa a mão do médico.

Que a tua presença seja sentida por toda a equipe médica.

Guia a mão do cirurgião nos momentos difíceis e o ilumina nas decisões.

Que a essência da medicina seja incorporada em sua alma, durante a execução da difícil arte de operar.

Envia teu espírito e tua sabedoria, para que coragem e bom senso prevaleçam acima de qualquer vontade humana.

Amém.

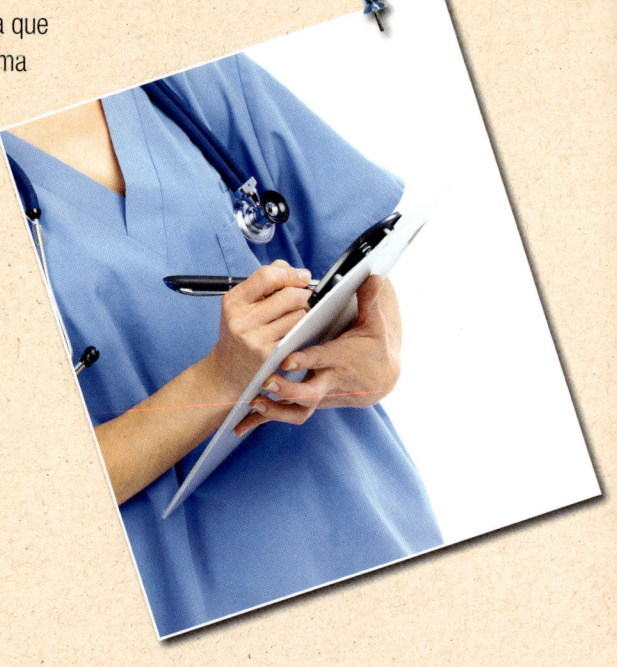

A cruz de cada dia

Senhor,

Dá-me asas de águia
para que eu vá adiante sem me fadigar.

Dá-me bom humor
para que meus inimigos não me vejam perturbado
e se sintam fortalecidos.

Dá-me um coração forte e manso
para não vacilar diante das intempéries do cotidiano.

Dá-me fé
para que eu possa realizar o que o ser humano julga impossível.

Quando você entender que pode amar a pequena cruz que carrega em seu dorso, então estará próximo da perfeição.

Quando pensar em quão árdua está a sua tarefa por carregar um pequeno peso nos ombros, lembre-se de que a caminhada é longa e o sol parece ficar mais quente.

Aceite tudo o que lhe acontecer e, então, os obstáculos da vida se tornarão mais suaves

Oração para as grandes enfermidades

Senhor, sei que tu me escutas neste momento,
pois sei que nada te escapa.

Sabes de meu sofrimento
e do quanto necessito de teu consolo.

Meu espírito desfalece
diante dos entraves desta vida.

Sempre confiei na tua misericórdia
e compaixão.

Hoje, Senhor, estou cansado,
sem esperança e sem forças para lutar
contra este inimigo que assola meu corpo.

Estou fraquejando
e, logo, penso que irei sucumbir.

Mas nada é difícil para ti. Sei que podes tudo.

Porém, peço-te, Senhor, que eu não vacile em minha fé,
mesmo que tudo pareça perdido.
Porque não compreendo a grandeza de teus planos.

Por isso, rogo a ti para que a brisa refresque os meus ombros,
o sol aqueça a minha face, e para que minha alma tenha asas de águia
e os santos anjos me guardem.

Que eu possa ter paciência até que a minha saúde seja restituída.

Amém.

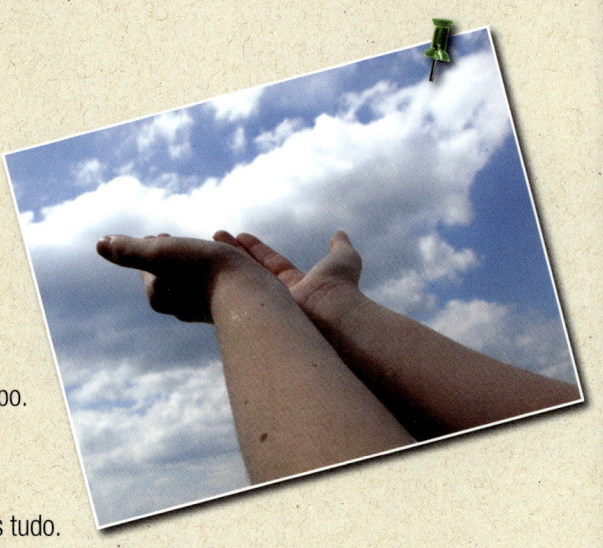

O bom pastor

Siga o grande exemplo do bom pastor.

O bom pastor sabe guiar suas ovelhas.
Aprenda a ser um bom líder para os que dependem de você.

O bom pastor não segue adiante, se uma só ovelha faltar.
Aprenda a ajudar mesmo aquele que não quer ser ajudado.

O bom pastor é pacífico para conduzir seu rebanho.
Escute com paciência o que as pessoas têm para lhe dizer.

O bom pastor conhece
o caminho mais seguro.
Não se arrisque demais
tomando atitudes impulsivas.

O bom pastor está sempre de prontidão
contra os predadores de seu rebanho.
Entenda que os inimigos nos observam
e travam batalhas para nos vencer,
mas, se estiver preparado para o ataque,
não terá surpresas desagradáveis.

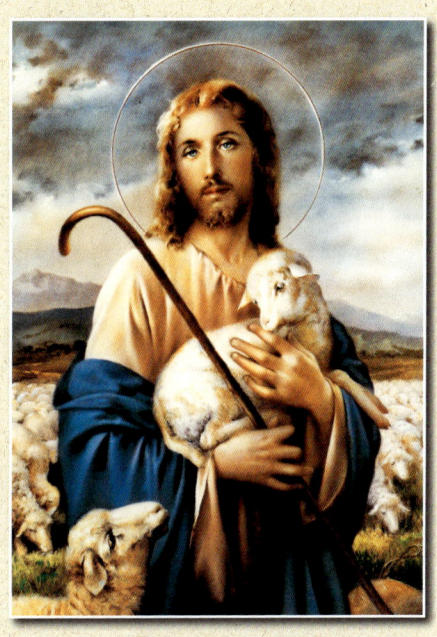

A força do rosário

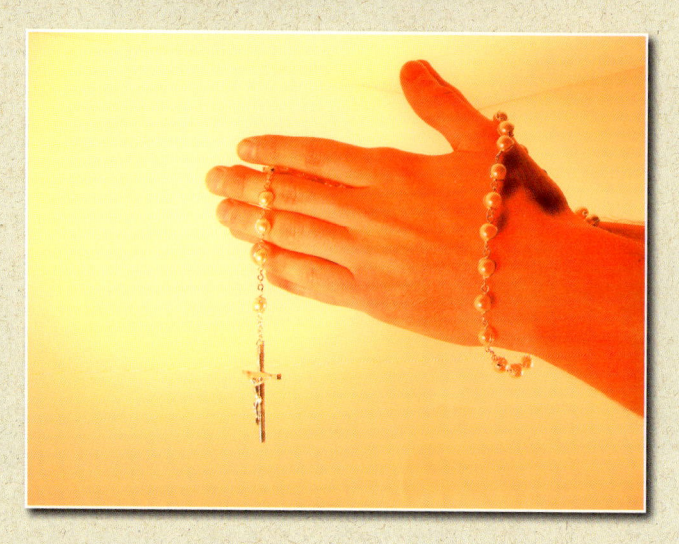

Nossa Senhora, em todas as suas aparições, **pediu** humildemente **que se rezasse o rosário**.

Por que tanta ênfase nesse pedido?

Sabe-se que *o rosário é a ligação direta com a Mãe de Deus*.

Ela mesma **disse:** "Se tiver fé, **poderá conseguir tudo** rezando o rosário todos os dias".

Se neste momento de dor, sofrimento e angústia, sentir que a sua fé está abalada, experimente fazer o que a Virgem Maria tanto pediu.

E lembre-se de suas palavras: **"Reza, confia e espera"**.

(Após a leitura do texto, veja a verdadeira mensagem deixada, lendo apenas as palavras em destaque.)

Aceitação

Aceite tudo o que lhe acontecer de coração aberto, pois é pelo sofrimento que se aumenta a fé.

Muitas vezes temos a tendência a achar que o nosso problema é o mais cruel, porém devemos lembrar que não somos o centro do universo e, assim, ele se torna apenas mais um...

Deus aceitou a morte de cruz para a salvação da humanidade e, às vezes, não aceitamos pequenos entraves do cotidiano.

Saber aceitar as diferenças do outro é um grande ensinamento, pois algumas pessoas também precisam se esforçar para nos aceitar.

Num dia se ganha, no outro se perde, sempre foi assim. Mas lembre-se de que nas perdas é que se pode realmente ganhar.

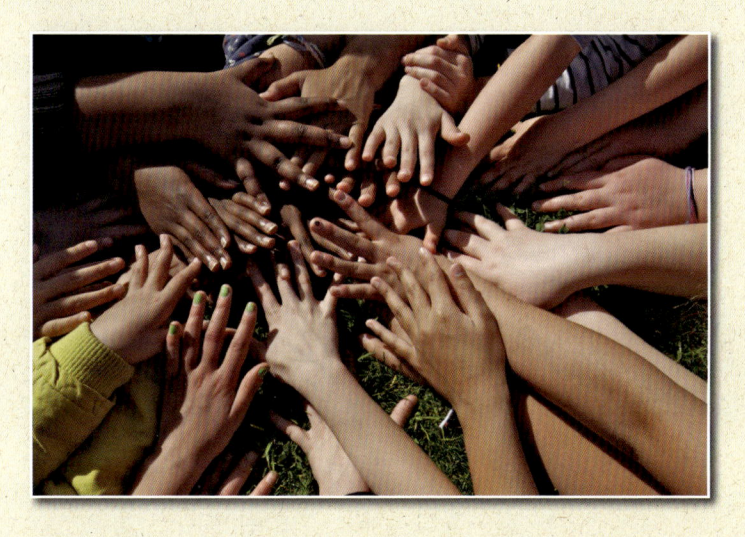

Perdoar: eis a grande tarefa!

Aprenda a ficar em silêncio, quando elevam a voz para você.
Saiba perdoar.

Ao ser humilhado perante as pessoas, não revide o ultraje.
Saiba perdoar.

Entenda que nem todas as pessoas pensam como você e saiba conviver com elas, aceitando as suas individualidades.
Saiba perdoar.

Abrace aquele que lhe arma um laço e tenha compaixão quando, em seguida, ele lhe der as costas.
Saiba perdoar.

Evite perder tempo se corroendo com o ódio e a raiva para com pessoas que lhe "apunhalaram pelas costas".
Saiba perdoar.

Aceite a velhice de seu pai, suporte os defeitos de sua mãe.
Saiba perdoar.

Compreenda que o mundo quer lhe oferecer o caminho mais fácil a ser seguido e que as pessoas podem querer tirar vantagens de você.
Saiba perdoar setenta vezes sete (infinitas vezes), se for necessário.

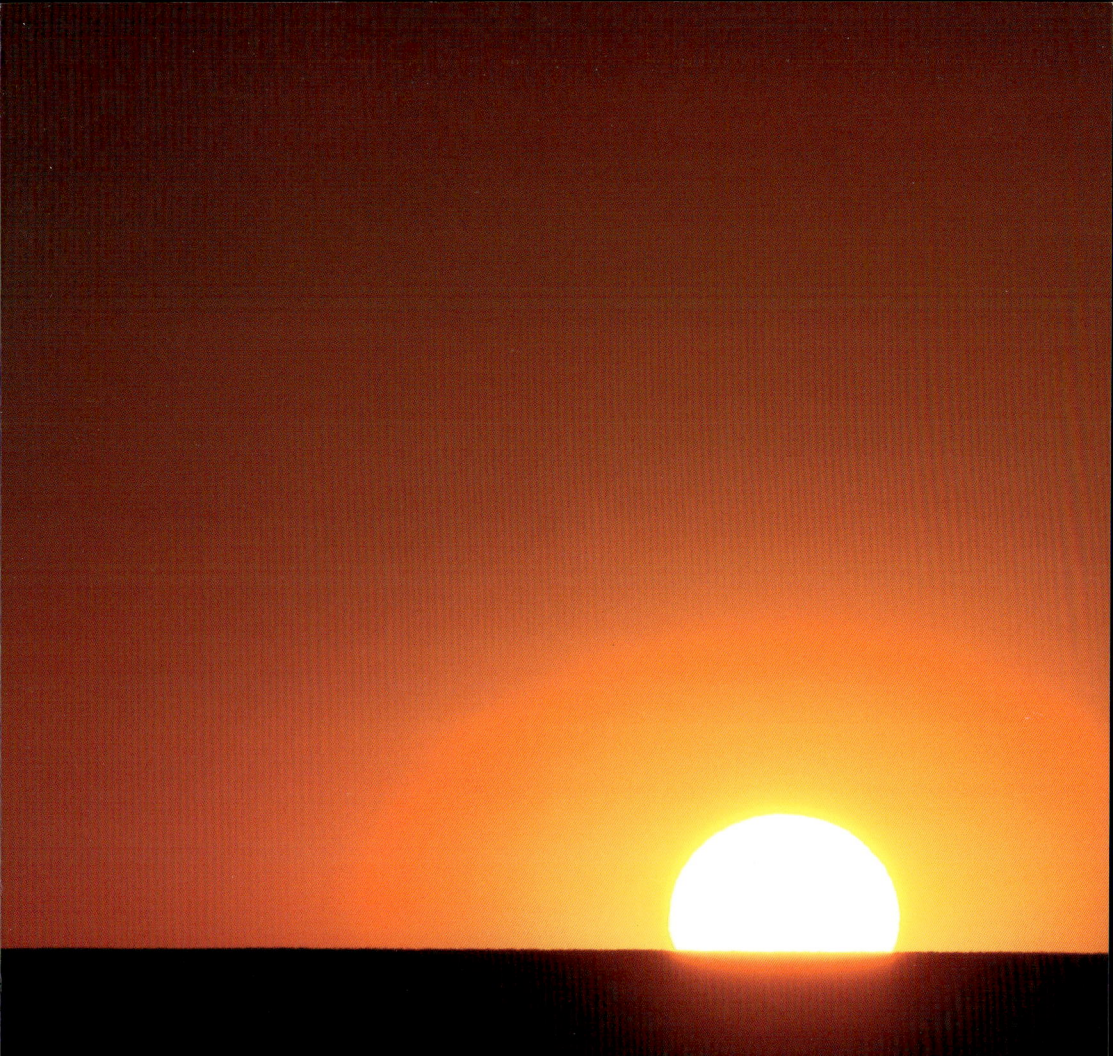

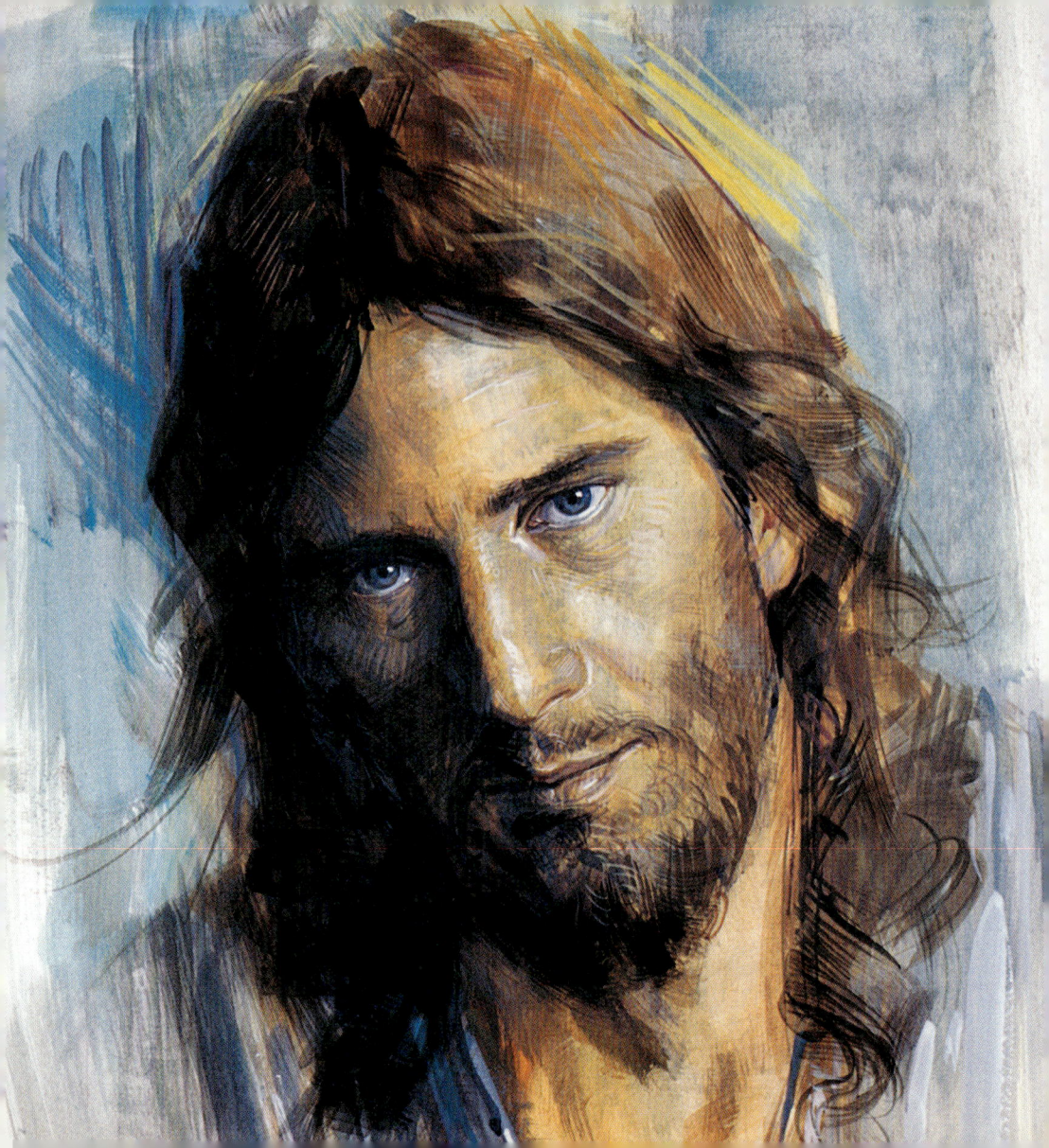

À imagem e semelhança de Cristo

Tentar ser como Deus, tarefa impossível...
Mas por que não tentar ser um anjo?
Onde houver tristeza, leve a alegria.
Onde houver discórdia, leve o perdão.
Onde houver mentira, leve a verdade.
Onde houver egoísmo, leve a partilha.
Onde houver aflição, leve o consolo.
Onde houver ódio, leve o amor.
Onde houver descrença, leve a fé.
Onde houver saudade, leve um abraço.
Onde houver um doente, leve o remédio.
Onde houver Deus, apenas fique por perto.

Parte III

Frases de jaleco

O Médico dos médicos

Médico e louco, *nem todos somos um pouco*.

A palavra "medicina" (arte e ciência de curar e prevenir as doenças) nem sempre está presente em nosso cotidiano.

Quantas vezes deixamos de *curar* os corações amargurados, depressivos e magoados que necessitam apenas de simples palavras, por acharmos que o tempo é curto demais.

Quantas vezes evitamos *confortar* as pessoas, por não aceitarmos a individualidade de cada uma delas.

Quantas vezes não pudemos *aliviar* os verdadeiros pacientes, ou seja, os enfermos da alma.

E quantas vezes somos loucos por não entendermos que a *vida tem mais sentido ajudando o próximo* através dos três deveres de um médico de alma.

Sendo assim, médico e louco... Nem todos somos um pouco...

Procure ser um médico de almas, curando, confortando e aliviando os corações aflitos.

Os jalecos em nossas vidas

Os jalecos podem transmitir muitas mensagens.

Muitas vezes, quando se escuta o que o médico relata, podem ocorrer dois tipos de sentimento:
- *frustração:* quando a notícia não é boa, e se ouve exatamente o oposto do que se imaginou, ou seja, que a cirurgia deverá ser realizada, que a alta foi suspensa.
- *ânimo:* quando se escuta exatamente aquilo que se imaginava, ou seja, que não será necessário operar, que você está de alta.

Quando chegar o dia de receber alguma notícia, considere o seguinte para amenizar a ansiedade: o que acontecer sempre será para o seu bem; não espere ouvir apenas o que se quer; o médico não quer apenas operar e, sim, curá-lo; ser operado não é a pior notícia, mas a melhor, pois pode ser a solução de todo o problema.

> Busque sua força interior
> e, independentemente da notícia, diga:
> "Eu vou vencer!".

Os sofrimentos na vida humana

Sempre que pensar ter os *maiores problemas do mundo*, lembre-se de que em nenhum momento Deus lhe concedeu tamanha importância para que seja o centro da problemática universal.

Muitos dos sofrimentos na vida do ser humano decorrem do medo de prosseguir.

Lembre-se: seja você mesmo a mudança que deseja ver em sua vida.

O sofrimento sempre estará presente na nossa vida. Então, só existe algo a fazer: *aceitá-lo!* Mas ele poderia ser menor, se percebêssemos que os milagres acontecem todos os dias.

Porém, somos cegos demais para enxergá-los, quando eles acontecem.

Não fique abatido por entraves momentâneos.

Lembre-se de que há felicidade eterna junto do *Criador*.

Cicatrizes

Existem dois tipos de cicatrizes:

- *As externas*, que são aquelas que todos podem ver. A maioria provocada por cirurgias e acidentes. E são exatamente essas que todos escondem por vergonha, pois mexem com a vaidade humana.

   O interessante é que esse tipo de cicatriz não faz mal algum ao organismo e, ainda, revela que o que não estava bem foi "consertado".

- *As internas*, que não podem ser vistas e, assim, não provocam incômodo algum.

   Mas não se engane, porque esse tipo causa danos severos ao organismo (infarto, depressão, ansiedade, hipertensão e até câncer).

   As cicatrizes internas são causadas por mágoa, rancor, ódio, raiva, desafeto, angústia, egoísmo e muitos outros sentimentos ruins que podem ser absorvidos ao longo da vida.

> **Tente evitar os maus sentimentos, para que não causem doenças a seu organismo (*comprovado cientificamente*).**

> **Faça projetos futuros e esqueça as cicatrizes causadas pela vida e pelas pessoas que não lhe querem bem.**

A importância do elo familiar

A família é a grande força nos momentos difíceis.

Quando se está doente a presença familiar é vital, pois transmite segurança.

Se você estiver passando por desentendimentos familiares, não fique esperando os momentos de infelicidade para perdoar, faça isso agora mesmo...

Lembre-se de que não se pode prever o que ocorrerá daqui a um décimo de segundo, então não há tempo para discórdias. Aproveite a família que tem, pois são os seus verdadeiros amigos.

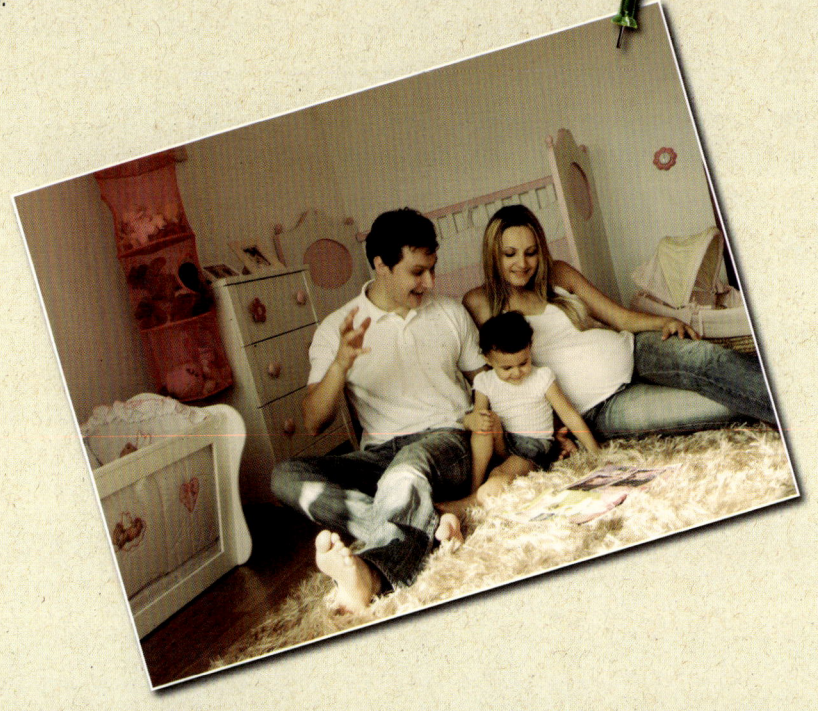

A relação entre médico e paciente

A perfeita relação entre médicos e pacientes existe...

Médicos:
- procurem saber o nome do seu paciente;
- entendam que cada paciente é um novo universo;
- saibam que escutar é fundamental;
- o paciente não se resume apenas aos rins, ao coração, ao raio X, ao eletrocardiograma, aos exames laboratoriais, pois, na verdade, ele é um conjunto da somatória: corpo+mente+espírito;
- demonstrem otimismo diante das graves enfermidades, porém sem falsas esperanças;
- o paciente deve ser esclarecido a respeito da conduta a ser tomada;
- o diálogo é vital para compreender a personalidade de cada paciente, pois tudo terá influência no resultado futuro;
- como ser humano, procurem curar algumas vezes, aliviar outras, mas consolar sempre...

Pacientes:
- o médico é um ser humano e não um super-herói;
- lembrem-se de que ninguém é o centro do universo, por isso o seu problema não será prioridade sobre todos os pacientes da face da terra;
- muitas vezes é necessário estudar o caso antes de qualquer conclusão, então aprendam a ter paciência;
- saber aceitar a enfermidade é o primeiro passo para um progresso no tratamento;
- seguir o tratamento estipulado é de extrema importância;
- saibam enxergar a doença como ela é, sem que outros fatores influenciem em seu aspecto.

Ser especial

Ao nascer, percebi que o mundo era especial,

A forma com que o obstetra me olhou foi especial.

Ao me colocarem no seio de minha mãe,

percebi que me olhava de uma forma muito especial.

Fui crescendo, notei que estava sempre cercado por pessoas e me sentia especial.

Em meu primeiro dia na escola, vi que se tratava de uma escola especial.

Conheci muitos outros colegas, que também eram especiais.

Pela primeira vez, olhei para uma colega e em meu coração senti algo especial.

Percebi que a vida e as pessoas também eram especiais.

Logo, notei que a cor branca do jaleco dos médicos que sempre me rodeavam

também era especial.

E só então concluí que o Criador do universo e de todas as coisas visíveis e invisíveis, que plantou tanto amor no coração de todos que me cercavam, só poderia ser único e também muito especial... Seu nome: Deus!

(Texto dedicado a todas as pessoas que possuem algum tipo de deficiência cognitiva, mas nem por isso têm menor valor no contexto social.)